HISTOIRE
DE LA
MALADIE SINGULIERE,
ET DE
L'EXAMEN DU CADAVRE D'UNE FEMME,

Devenue en peu de tems toute contrefaite par un ramolliſſement général des os :

COMMUNIQUE'E

A la Faculté de Médecine de Paris, dans pluſieurs Aſſemblées du *Prima menſis*.

Par M. MORAND, *Ecuyer, Docteur Régent de la Faculté de Médecine en l'Univerſité de Paris, Membre de la Société Royale de Lyon.*

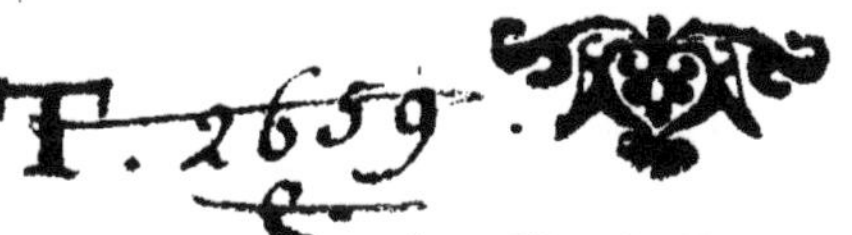

A PARIS,
Chez la Veuve QUILLAU, rue Galande, à l'Annonciation.

M. DCC. LII.

HISTOIRE
D'UNE
MALADIE SINGULIERE,

Communiquée à la Faculté de Médecine de Paris, dans l'Assemblée du Prima mensis *de Septembre* 1752.

MONSIEUR le Doyen * m'ayant engagé dans le courant du mois de Juillet dernier, d'aller voir la

* M. Baron, ci-devant Médecin en chef des Camps & Armées du Roi, en Italie & en Allemagne.

nommée Supiot, pour rendre à la Faculté, un compte détaillé de la maladie de cette Femme, dont l'hiſtoire, telle qu'elle ſe répandoit alors dans le public, paroiſſoit préſenter un objet ſingulier, du reſſort de la Médecine, & digne de cette attention que la Faculté a coutume de porter ſur tout ce qui intéreſſe l'humanité; j'ai ſaiſi avec empreſſement l'occaſion que j'ai trouvé de remplir les vûes de M. le Doyen, en ſuivant aſſiduement la Malade, dans l'uſage de quelques remédes que je lui ai preſcrit, pour calmer des accidens dépendans de sa situation ; ce qui m'a mis à portée de dresser un état circonstancié, non seulement de la situation actuelle de la Malade, & de ce que j'ai observé depuis un mois qu'elle se conduit par mes avis, mais encore de faire l'histoire des différens états, par lesquels elle a passé successivement.

C'est ce que j'ai l'honneur de présenter à la Faculté, en commençant par l'histoire de la maladie, reprise dès son origine, & en décrivant ensuite la maniére extraordinaire, dont les membres de la Malade se sont repliés ſur ſon corps. Je rendrai compte en même tems du petit nombre de remédes que j'ai cru devoir lui preſcrire pour arrêter le progrès de quelques accidens qui la menacent aujourd'hui plus que jamais.

ARTICLE PREMIER.

Hiſtoire de la Maladie repriſe dès ſa premiére origine.

ANNE-ELIZABETH Queriau, âgée de trente-cinq ans, née ſur la Paroiſſe de Saint Roch, mariée depuis ſix ans, avec Pierre Supiot,

Cardeur de Laine, eſt allitée depuis deux ans. Sa maladie eſt une eſpéce de ramolliſſement preſque général des os. Il paroit raiſonnable d'en rapporter la première époque à une couche que fit la Malade, le premier Septembre 1747, & à laquelle ſuccéda une grande foibleſſe dans les reins, qui la faiſoit boiter des deux côtés.

Cette premiére couche fut ſuivie d'une ſeconde au mois de Juin 1748, après laquelle la Malade fut ſix ſemaines ſans ſe reſſentir aucunement de la foibleſſe de reins, dont on vient de parler: mais cette foibleſſe revint après les ſix ſemaines.

Cette incommodité a été, comme on en jugera par la ſuite, l'annonce de toutes les ſingularités, que la nommée Supiot a le malheur de réunir dans ſa perſonne.

Au commencement de l'année 1749, cette femme étant groſſe de deux mois & demi, fit le 26 Février une fauſſe couche, qui fut précédée d'une perte dont il n'y eut pas de cauſe marquée, & pour laquelle elle fut ſaignée.

Six ſemaines après, la Malade quêtant le ſept Avril dans l'Egliſe de Saint Roch, ſe heurta le pied contre celui d'une autre perſonne, ce qui la fit tomber : il ſurvint auſſitôt à la jambe gauche qui porta dans la chûte, une douleur très-aiguë, & une enflure conſidérable qui s'étendoit juſqu'à la hanche ; cela n'empêcha pas M. Leguernery Me Chirurgien qui fut appellé ſur le champ, & qui l'examina avec ſoin, de reconnoître qu'il n'y avoit ni fracture, ni dérangement de partie ; ſeulement le pied ſe tourna un peu de dedans en dehors.

Tandis que la Malade faiſoit des remédes, dont le

ſuccès n'étoit pas auſſi prompt qu'elle le deſiroit, ſes amies & ſes voiſines lui dirent qu'il falloit attendre d'une couche ſon parfait rétabliſſement. La Malade ſe le perſuada d'autant plus volontiers, qu'on avoit regardé ſon état comme dépendant de quelque portion d'humeur laiteuſe, retenue après ſa fauſſe couche dans la maſſe des liqueurs. Au mois de Septembre de la même année 1749, ſe trouvant chez une de ſes amies, & voulant s'aſſeoir ſur une chaiſe, elle s'appuya à faux, du côté qui étoit malade; & comme elle voulut ſe retenir, elle fit un effort qui occaſionna le retour des accidens qu'elle avoit eu cinq mois auparavant après la premiére chûte ; ces accidens parurent auſſi de l'autre côté : il s'y joignit une enflure générale & de la douleur.

La Malade fut reduite à garder le lit, & fut traitée comme d'un Rhumatiſme; elle reſta valetudinaire juſqu'à une quatriéme couche qui fut très-heureuſe, & qui arriva le 7 Avril 1752, alors l'enflure ſe diſſipa, mais la Malade reſta impotente ; elle ne pouvoit ſe ſoutenir ſur ſes pieds, & ſes extrémités étoient douloureuſes.

Il eſt à remarquer, que dans l'eſpace de tems qui s'eſt écoulé depuis la deuxiéme chute, juſqu'à ce dernier accouchement, la Malade gagnée par l'ennui inſéparable des longues maladies, s'eſt livrée à différentes perſonnes, qui lui ont fait les remédes qu'ils ont jugés à propos; j'omettrai le détail de ces différens traitemens, faits ſans ordre, & ſans vûe, & qui ne peuvent être d'aucune utilité pour l'hiſtorique de la maladie; j'obſerverai ſeulement, qu'il y a environ un an qu'elle a été ſaignée deux fois au poignet, & que des bains de lessivede, cendre de sarment, des cataplasmes, des onctions d'huiles, & de baumes, parurent soulager, & rétablir la Malade, au point qu'elle fût en état pendant quelque tems de marcher avec des béquilles : c'étoit dans le commencement du travail de ses membres.

Le 13 Septembre de la même année 1751, environ six mois après ses couches, les douleurs que la Malade souffroit dans tout son corps, se reveillérent plus fortement que jamais : alors on commença à voir dans ses urines un sédiment qui leur communiquoit une couleur blanche & laiteuſe, ce qui donna lieu à l'Empirique, entre les mains de qui elle étoit alors, de dire que c'étoit le lait de ſa couche qu'elle rendoit.

En même-tems ſes jambes ont commencé à éprouver une contraction involontaire de la part des Muſcles qui les plioit, & les attiroit vers les bras, & vers la tête, & qui ayant toujours continué, a fait prendre à ces extrémités la ſituation dont je parlerai ci-deſſous.

Les autres parties ſolides du corps de la Malade, ſe ſont reſſenties de cet effet extraordinaire, peu à peu les os de la poitrine, perdant leur fermeté, ont changé la conformation de cette capacité.

Les os des extrémités supérieures, attaqués par la même cause, n'y ont pas plus resisté que les autres; ils ont acquis une sorte de ramollissement, & en perdant leur rectitude, selon qu'ils ont manqué de point d'appui dans les différens tems, & dans les différens endroits, où cet humeur agissoit, les courbures de ces parties, ont varié.

Ce triste effet étoit toujours acompagné de très-grandes douleurs dans les parties, ce qui fait dire à la Malade, lorſqu'elle ſouffre dans quelque endroit, que cette partie *travaille* : ce travail n'eſt pas continue, ou du moins il ne ſe fait pas toujours ſentir également; il y a des jours de relâche, pendant leſquels tout le corps reſte douloureux, au point qu'on ne peut toucher ni remuer la Malade qu'avec beaucoup de précaution, ſans quoi elle tombe dans un état qui fait craindre pour ſa vie.

A ce calme, il ſe joint une circonſtance qui ne doit point être omiſe; l'urine de la Malade

lade dépose alors une assez grande quantité de sédiment blanc, qui ordinairement ne s'y trouve point, lorsque quelque partie est en *travail.*

Ce sédiment est entiérement de nature gypseuse; lorsque je l'ai eu mis en poudre & mêlé dans différens acides, tels que l'acide marin, l'acide nitreux, l'huile de vitriol, le vinaigre distillé, il y est devenu soluble, & y a excité assez promptement une fermentation considérable.

Un examen réflechi de cette concrétion, & des urines qui la contiennent, rapproché de toutes les circonſtances que je viens de détailler, & de celles qui pourront encore ſurvenir, aideroit peut-être à la recherche de la cauſe de la maladie : mais ne me propoſant que d'en donner ici l'Hiſtoire, je paſſe à la deſcription de la Malade, dont je vais eſſayer de donner un tableau le plus clair, & le plus précis qu'il me ſera poſſible.

ARTICLE SECOND.

Conformation actuelle de la Malade dans toutes les parties de ſon corps.

LA premiere vûe de la nommée Supiot, couchée ſur le dos, dans un lit, où on ne retrouve, pour ainſi dire, que la moitié d'une femme, offre un ſpectacle qu'il n'eſt pas aiſé de rendre. Il eſt cependant poſſible de s'en former une idée, en ſe repréſentant une femme, qui non-ſeulement n'a ni pieds, ni jambes, ni cuiſſes; mais encore qu'on diroit au ſimple coup d'œil, n'en avoir jamais eu, & dont la taille ſe termine au pubis, ou à la partie inférieure du baſſin; chaque partie qui compoſe les extrémités inférieures, ayant éprouvé de la part des muſcles qui les font agir, une action ſi ſinguliére, que l'os de la cuiſſe tiré violemment, a été obligé de ſe courber dans ſa partie moyenne ſur le baſſin, pour ſuivre le pied & la jambe, qui inſenſiblement ſe ſont approchés des lombes, des parties laterales du corps, au point que la jambe gauche ſemble vouloir ſe retirer ſous le dos de la Malade, qui de ce côté, pourroit appuyer ſa tête ſur ſon pied.

L'extrémité inférieure droite ne touche pas encore toutes les parties latérales du tronc comme la gauche, mais elle s'en approche tous les jours; & déja la cuiſſe de ce côté contournée & repliée ſur la hanche, forme une preſſion conſidérable, qui jointe à celle de la cuiſſe gauche, doit déranger la ſituation naturelle des os des iſles, & peut-être la capacité du baſſin.

M. Levret, célébre Accoucheur, qui a touché la Malade, m'a dit avoir obſervé, 1°. Que le vagin étoit peu ſpacieux pour une femme qui a accouché pluſieurs fois d'enfans à termes. 2°. Que les tubéroſités des os *iſchions* & le *coxis* étoient très-rapprochés les uns des autres, & que ces parties n'avoient pas la ſolidité ordinaire aux adultes; & 3°. qu'en comprenant entre le doigt indicateur & le pouce de la même main les os *pubis*, enſorte que les doigts ne ſe trouvaſſent pas exactement l'un vis-à-vis de l'autre, il avoit fait fléchir ces os dans toute leur étendue comme ſi c'eût été de la cire ramollie en consistence de pâte ferme.

La Malade qui ne peut faire aucun mouvement, ni changer d'attitude, satisfait néanmoins sans peine & sans incommodité aux besoins naturels, les parties qui sont destinées aux évacuations, étant un peu relevées par l'écartement violent des cuisses, que j'ai tâché de faire concevoir.

Cette situation forcée, & cette position étrange des extrémités, gênant la direction des vaisseaux cruraux, doit aussi gêner la circulation des liqueurs dans les vaisseaux capillaires de ces parties, ce qui fait qu'elles sont gonflées. Mais j'ai observé de plus que la peau qui les recouvre, paroît à la vûe, différente de ce qu'elle doit être : au toucher elle est ferme & dure, & on croiroit volontiers qu'elle est épaissie.

Le *thorax* dans quelques endroits, s'est affaissé sur les poumons, ce qui gêne les mouvemens d'inspiration & d'expiration, & occasionne de tems à autre un crachement

ment de ſang qui ne peut être que funeſte, par l'impoſſibilité qu'il y a de rétablir, ou d'arrêter le vice de conformation qui en eſt la cauſe.

La partie ſupérieure & antérieure du *ſternum*, paroît être bombée & même tuméfiée, tandis que ſa partie inférieure eſt comme rentrée en dedans.

La portion des *clavicules* dont l'extrémité s'unit avec le *ſternum*, fait beaucoup plus de ſaillie au-dehors que dans l'état naturel.

Quoiqu'on ne puiſſe juger de l'état de l'*épine du dos*, il eſt vraiſemblable que cette partie n'eſt pas exempte d'une dépravation dont ſe trouvent affectées d'autres parties qui ſont naturellement plus ſolides.

Les extrémités ſupérieures préſentent un autre ſpectacle ; elles ſont poſées ſur des petits couſſins, placés différemment ſelon les courbures qu'ont pris les os qui les compoſent ; on change l'arrangement de ces couſſins ſelon que l'on imagine devoir ſoutenir & appuyer différemment ces parties, pour diminuer les douleurs que la Malade y reſſent de tems en tems.

L'*humerus* eſt courbé dans ſa partie moyenne de dedans en dehors, ainſi que le *cubitus* & le *radius* à droite & à gauche, de maniére que le coude, ou preſque la partie moyenne du bras droit, eſt appuyé ſur la malleole interne du pied, & la partie moyenne du bras gauche, ſur la partie ſupérieure du *Tibia*, au-deſſous de la *rotule*; ces parties ne ſe touchent pas cependant, au moyen d'un petit couſſin qui eſt placé dans l'endroit où elles ſe rencontrent; toutes ces différentes courbures des bras, & des avant-bras, avec celles des coudes, repréſentent ces parties comme ſi elles étoient fracturées.

La Malade ne peut faire aucun uſage de ſes membres; le ſeul mouvement dont elle conſerve aujourd'hui la liberté, eſt celui de la tête, ainſi que du bras gauche dans l'articulation avec l'omoplate. Elle peut auſſi écarter tant ſoit peu les doigts les uns des autres, mais elle ne peut les plier en aucune façon; toute la main droite eſt atrophiée, & le poignet paroit comme écraſé à côté du pouce: les doigts ſont tournés en dehors, ainſi que le poignet lui-même, qui s'éloigne petit à petit des parties latérales du *thorax*, & ſemble entraîner avec lui l'avant-bras vers le chevet du lit.

La main gauche n'eſt pas ſéche comme la droite ; elle eſt enflée, mais ne paroît pas changée d'ailleurs

Pour ce qui eſt de la tête, on n'y apperçoit encore rien d'extraordinaire, les dents ſont noires & mobiles, les gencives ſont un peu gonflées & ſaignantes; la peau du palais eſt fort ridée & inégale, le viſage n'eſt point défait, & on n'y reconnoît preſque aucun ſigne de maladie.

Dans ce triſte état, qui a

commencé à ſe déclarer il y a un an, la Malade fait bien toutes ſes fonctions, l'évacuation périodique des régles n'eſt aucunement dérangée; ſeulement lorſque quelque partie de ſon corps *travaille*, l'appetit, le ſommeil ſe perdent; les douleurs deviennent plus aigues; la fiévre lente redouble, ainſi qu'une chaleur interne, dont la Malade ſe plaint toujours, & qui la jette dans des ſueurs continuelles, très-abondantes, qui par leur acreté, élevent ſur ſa peau des petits boutons, & cauſent des démangeaiſons qui la tourmentent fort.

Cette chaleur brulante, & la ſenſibilité de toutes les parties de ſon corps, dont j'ai parlé dans le 1er article de cette Hiſtoire, ne permettent à la Malade d'être couverte qu'avec une ou deux ſerviettes, quelque tems qu'il faſſe.

Par tout ce détail, il paroît que les os ont perdu leur conſiſtence, au moins dans les endroits où ils ont perdu leur rectitude; on ne peut cependant pas encore aſſurer que ce Phénoméne pathologique ſoit abſolument de l'eſpéce de ramolliſſemens d'os, dont on trouve plusieurs exemples dans quelques Auteurs; tels que celui de Bernarde d'Armaignac, morte à l'âge de 22 ans, le 19 Novembre 1669, dans l'Hôpital de St. Jacques de Toulouse, dont M. Lambert, Docteur en Médecine, a publié l'Histoire en 1700, imprimée à Toulouse.

Tel que le cas singulier de Pierre Siga, Bourgeois de Sedan, mort dans cette ville, âgé de 32 ans, écrit par Abrahain Bauda, Chirurgien du Roi à Sedan, rapporté dans le Journal de Copenhague; *act. Haffniensia*, *obs.*

24. *tom.* 3. ſous le titre de *Microcoſmus mirabilis*, *ſive homo in miſerrimum Compendium redactus.*

Tels que ceux que l'on trouve dans Fernel, *de abditis rerum Cauſis.* lib. 2. c. 9. dans Hollier, obſ. 7. dans le *Eloge* de Velſchius, dans les Conſultations de Nicolas Fontanus, dans la Bibliothéque raiſonnée, tom. 37. part. 2. pag. 262, & tom. 36. part. 2. p. 321, où l'on rapporte un cas extraordinaire tiré des Tranſactions Philoſophiques, & pluſieurs autres, dont le célébre M. Falconnet, (*a*) à qui les Gens de Lettres ont de si grandes obligations, a bien voulu me faire part (*b*).

(*a*) Docteur Régent de la Faculté de Médecine de Paris, Médecin Consultant du Roi, Membre de l'Academie Royale des Inscriptions & Belles-Lettres.

(*b*) L'Histoire de Bernarde d'Armaignac, par M. Lambert, a été donnée aussi dans le Mercure de Mars an 1700, pag. 159, & Avril, pag. 30: on trouve sur le même fait dans le Mercure de Janvier, même année, p. 100, l'observation de Dominique Anel, premier Garçon Chirurgien à l'Hôpital S. Jacques de Toulouse. L'Auteur de la Bibliothéque choisie de Médecine les a rassemblé dans le premier volume, pag. 384, 491, 494, ainsi que l'Histoire de Pierre Siga, pag. 502: on peut consulter aussi Thomas Bartholin, cent. 6. hist. 40. Tulpius, liv. 1. c. 18. Deux Dissertations renfermées dans le qua-

Il y a à la vérité quelque conformité dans les premiers ſymptomes entre la nommée Supiot, & Bernarde d'Armaignac, dont la maladie a commencé par une luxation de l'os de la cuiſſe, ſans cauſe bien manifeſte.

On trouve auſſi quelque ſorte de reſſemblance dans les ſymptomes de la maladie, dont il s'agit aujourd'hui, & ceux de Pierre Siga, qui ſentit d'abord une douleur qui gagna le genouil, la cuiſſe, & qui fût regardée, & trai-

triéme tome des *Selecta Medica Francofurtentia*, intitulées : *A. P. Queiſtchii Med. doct. Oſteologia memorabilis & mirabilis, ſive de memorandis & admirandis oſſium in ſtatu ſecundum & præter naturam.*

tée comme une douleur de goutte ; mais les effets que nous avons aujourd'hui ſous les yeux, ne ſont pas préciſément les mêmes. Dans ces maladies, & ceux dont font mention pluſieurs Auteurs, les os étoient devenus mols & flexibles comme de la cire ou de la pâte, on pouvoit les plier, & donner à leurs membres la figure qu'on vouloit.

Cette particularité n'eſt pas encore démontrée dans la femme dont il s'agit, & les douleurs qu'elle reſſent pour peu qu'on la touche empêchent qu'on ne s'en aſſure.

Avant que d'en venir à la troisiéme partie de cette Histoire, je dois remarquer pour les personnes qui voudroient travailler sur les détails que j'ai l'honneur de vous faire, & qui d'après ces Observations auxquelles j'ai donné toute l'attention possible, chercheroient à établir le caractére de cette maladie, je dois, dis-je, remarquer, que la nommée Supiot est née de pere & de mere fort sains, dont le premier est mort à quatre-vingts ans, & l'autre vit encore âgée de soixante ans. La Malade a été jusqu'à son mariage d'une santé fort inégale, & d'un tempérament foible & délicat.

Les enfans qu'elle a eu sont morts de maladies ordinaires à leur âge ; son aîné vient d'être emporté il y a quelques jours, par une rougeole.

On peut voir la Gravure de cette femme, dont le dessein a été pris sur le sujet vivant au mois d'Août, par Peronneau, & a pour titre : Cas extraordinaire du Ramollissement succesif des os, venu à la suite de plusieurs couches, par M. Dupouy, Chirurgien ordinaire de la Malade, &c.

Elle se vend à Paris, chez Schlechter, Graveur, Quay des Augustins, entre les rues Pavée & Gille-cœur, près l'Hôtel d'Auvergne.

ARTICLE TROISIEME.

Journal des accidens secondaires qui se font remarquer dans la Maladie.

LE Samedi 29 Juillet dernier, je vis pour la premiére fois la nommée Supiot avec M. Leguernery, Maître Chirurgien : cette femme dans ce moment avoit la fiévre trés-forte, & la respiration très-laborieuse ; outre ces accidens, les crachats étoient un peu rouillés ; il y avoit une petite toux, accompagnée d'une douleur ſous la mammelle droite, & que la Malade attribuoit (pour parler comme elle) au *travail* de cette partie : en portant les doigts ſur l'endroit où la douleur ſe faiſoit ſentir, j'y trouvai les côtes enfoncées.

M. Leguernery, qui connoit cette femme de plus ancienne date, & qui l'a vû le plus ſouvent, après m'avoir fait un récit exact & détaillé de l'hiſtoire de la Malade, dont je n'étois inſtruit que légérement, & par les bruits publics, me demanda ſi je n'avois rien à conſeiller pour

pour apporter quelqu'adoucissement à la situation où elle étoit, & qui exigeoit les soins d'un Médecin. Depuis deux mois cette femme prenoit des remédes antiscorbutiques, dont elle prétendoit que l'usage la soulageoit & diminuoit ses souffrances : mais le progrès de la maladie, c'est-à-dire, le *travail* de ses membres, n'ayant pas été même suspendu ; & la diminution des douleurs ne paroissant devoir être attribuée qu'à des calmants, qu'on joignoit aux antiscorbutiques, j'insistai sur le retranchement de ces derniers remédes, qui par rapport aux ſels acres ſoit fixes, ſoit volatils dont ils abondent, ne pouvoient alors convenir à la Malade; & je preſcrivis une tiſanne ſimplement adouciſſante, dont je laiſſai par écrit l'ordonnance.

Le 30 étant revenu voir la Malade, je trouvai la fiévre, la toux & les autres accidens calmés, excepté les douleurs; je conſeillai à la Malade de couper ſa tiſanne, qu'elle dit lui avoir peſé ſur l'eſtomac, & de prendre fort peu de vin, malgré la repréſentation qu'elle me fit, qu'elne pouvoit ſe paſſer d'en prendre chaque jour un demi-ſeptier.

Le 31 elle n'étoit pas ſi bien; les crachats étoient encore teints, & les urines chargées comme la veille, mais non pas en auſſi grande quantité, du ſediment blanc dont j'ai parlé : ne jugeant pas à propos d'employer des remédes, qui pourroient fatiguer la Malade, je lui ordonnai de s'en tenir à la tiſanne adouciſſante.

Comme je continuois de donner mes ſoins à la Malade, M. Leguernery propoſa d'aſſembler ceux de ſes

Confreres, qui avoient ſuivis pendant quelques tems, ou vû pluſieurs fois la Malade, afin de conférer ſur les moyens qu'on pourroit mettre en uſage pour ſoulager cette femme, au ſujet de laquelle les gens de l'Art rappelloient l'exemple d'un pareil ramolliſſement des os, vû par Pierre Aſſelin, Médecin François, & guéri par des Bains préparés avec le ſouphre, l'alun & le ſel gemme; l'exemple d'un Soldat guéri auſſi par des Bains, cité dans Fernel.

M. Leguernery, comme Chirurgien de la Malade, ou

qui date de plus loin pour la connoiſſance, invita par billet, à une Aſſemblée chez la Malade, le Mercredi deux Août, à onze heures du matin, Mrs. Morand, le Dran, la Faye, Dupouy, Sue le cadet, Braſſant fils, qui s'y rendirent; mais qui ne purent rien ſtatuer, par rapport à la difficulté de remuer la Malade hors de ſon lit, & qu'il étoit néceſſaire de lever, avant de paſſer à d'autre vûe curative.

Le Mardi 8 Août, on voulu faire prendre à la Malade quatre grains de ſucre métallique du Sieur Darius, comme *ſedatif & temperant.*

La Malade en reprit quatre grains le ſoir, & en a pris pareille doze pendant trois jours, aprés leſquels elle n'a plus voulu en prendre, diſant que cette poudre l'avoit conſtipée, ce qui annonceroit dans ce reméde une vertu tonique aſſez marquée.

Le crachement de ſang ceſſa, & en même tems la fiévre diminua, ainſi que la toux & l'oppreſſion; la Malade rentra dans ſon état habituel juſqu'au 15 qu'elle eut ſes régles, qu'elle attendoit le 20, & qui lui durérent comme à l'ordinaire, deux jours.

Le 20, ſur les trois heures après midi, la Malade ayant dîné, ſe plaignit d'une très-grande douleur pulſative au côté droit de la tête; l'oppreſſion augmenta conſidérablement; le délire ſuivit, & elle perdit de tems en tems connoiſſance.

Elle reſta dans cet état juſqu'au lendemain matin, cinq heures qu'elle revint à elle; mais le mal de tête continuant avec chaleur & battement, j'interdis à la Malade toutes les viſites qu'elle recevoit : le crachement de ſang ayant reparu, je ne jugeai pas à propos de lui ordonner autre chose que la tisanne adoucissante & pectorale; mais un étouffement considérable s'étant mis de la partie le lendemain 21 au soir, elle prit du looch, & une demi-once de syrop de diacode.

Le 23 la Malade fut un peu mieux; cependant le mal de tête étoit toujours violent, & la chaleur interne aussi incommode.

Le 25, les douleurs & l'oppression ayant redoublé, je fis ajouter au looch du syrop de roses séches, & j'ordonnai pour le soir à l'heure du sommeil, une potion anodine, composée d'eau de laitue ℥iv. syrop diacode ℥ß. laudanum liquidé de sydenham gouttes xij.

Le 26 au soir, la Malade se trouva beaucoup mieux, & la nuit fut très-calme.

Le 27 au matin, la Malade parut revenir à son état habituel; cela n'empêcha pas que je n'ordonnai la continuation de son looch, & une tisanne légére de riz & de segle, à la place de la tisanne adoucissante.

Le 28, la Malade ayant le ventre resserré contre son ordinaire, & ayant rejetté la veille, un œuf frais que je lui avois permis de prendre, je l'ai purgée avec demi once de ſel végétal, qui a procuré trois petites évacuations.

Le 29 s'eſt paſſé tranquillement ; mais le lendemain il a paru du ſang dans les crachats, & même dans les ſelles, ce qui n'a eu cependant aucune ſuite.

EXTRAIT
D'UN NOUVEAU JOURNAL
DE LA MALADIE
DE LA
NOMME'E SUPIOT,

Suivie par M. HOSTY & M. MORAND, Docteurs Régens de la Faculté de Médecine en l'Université de Paris :

COMMUNIQUE'

A l'Assemblée du *Prima mensis* de Novembre 1752, pour servir de supplément au troisiéme article de l'Histoire de cette Maladie, donnée à la Faculté dans l'Assemblée du *Prima mensis* de Septembre.

Par M. MORAND, *Ecuyer, Docteur Régent de la Faculté de Médecine, en l'Université de Paris, Membre de la Société Royale de Lyon, de la Société Botanique de Florence, & de l'Académie Royale de Médecine de Madrid.*

EXTRAIT
D'UN NOUVEAU JOURNAL
DE LA MALADIE
DE LA NOMMÉE SUPIOT.

La troisiéme partie de la premiére Histoire, suffisant pour donner une idée des accidens ordinaires de la Malade, qui ont toujours été à peu près les mêmes, en variant uniquement dans leur retour & dans leurs dégrés, j'ai cru pouvoir rendre cette suite plus intéressante, en ne la présentant point , ſous la forme de Journal, comme je l'ai donné à la Faculté : je me contenterai donc de faire un Extrait de ce que ce Journal renfermoit de plus remarquable, ſans rendre compte des remédes palliatifs qu'il a fallu changer ſelon les circonſtances, & qui ſe réduiſoient le plus ſouvent aux calmants repetés, ou rendus plus actifs.

Pour commencer par les accidens ordinaires de la maladie, comme fiévre, crachement de ſang, toux convulſive, oppreſſion, douleurs générales; je crois avoir remarqué qu'ils étoient plus ou moins ménaçans, lorſque la Malade approchoit du tems de ſes régles, ou lorſque cette excrétion étoit ceſſée.

Il n'y a eu que dans les trois derniéres ſemaines de ſa vie, que les accidens ont paru moins fréquens, moins vifs, & moins continus, quoique l'évacuation menſtruelle eût manqué deux fois; mais une ſurdité, quelquefois ſimplement une difficulté d'entendre, une foibleſſe de vûe, une cuiſſon aux yeux avec larmoiement abondant, un redoublement de douleurs de tête, une grande ſenſibilité du crane, & de tout le cuir chevelu, qui ne permettoit plus qu'on peignât la Malade; enfin de nouveaux accidens, qui ſembloient avoir remplacé les premiers, m'ont fait imaginer qu'alors la maladie affectoit particuliérement la tête.

Quoique l'augmentation des ſymptomes provenans du défaut de ſes régles, fut moins ſenſible vers les derniers tems, il eſt cependant certain que l'état de la Malade a commencé à empirer viſiblement, du moment qu'elle n'a pas eu ſes régles; on conçoit aiſément que dans la ſituation où elle étoit réduite, cette évacuation périodique lui étoit des plus ſalutaire, ſi. l'on fait atention qu'en diminuant le volume du ſang, elle aidoit auſſi à ſa dépuration, & facilitoit ſa circulation dans des canaux, qui par leur changement de direction devoient l'embarraſſer & la troubler; auſſi la premiére fois que les régles ne parurent point dans le tems marqué, qui étoit le 20 Septembre, nous voulûmes M. Hoſty & moi, eſſayer de les déterminer; pour ſatisfaire à cette indication, j'ordonnai de concert avec

M. Hoſty , & M. Moreau notre Confrére, qui ſe trouva alors chez la Malade, de l'infuſion de ſaffran; mais l'odeur, qui lui répugnoit, l'en dégoûta, ainſi que du looch ſelon le codex, qu'elle prenoit dans le même tems.

Quant aux nouvelles circonſtances ſurvenues depuis mon premier rapport, il y en a deux principales; la premiére regarde les changemens qui ſont arrivés dans la conformation des parties de la Malade; la ſeconde regarde les Obſervations particuliéres, faites dans l'eſpace des mois de Septembre & Octobre.

Nous avons remarqué le premier changement le 9 Septembre, jour que je revis la Malade avec M. Hoſty, * qui dans une abſence que j'ai été obligé de faire, a bien voulu me remplacer & veiller avec un ſoin tout particulier à obſerver ce phénoméne ; alors nous avons trouvé que ſon bras droit avoit fait un chemin conſidérable vers le chevet du lit, en s'écartant de la poitrine.

Le pied de ce côté, qui le 2 Septembre étoit encore aſſez éloigné de la tête, & plus bas que l'autre, s'étoit élevé

* Médecin ordinaire de l'Ambaſſade d'Angleterre.

& rapproché des oreilles.

Le pied gauche au contraire qui en étoit extrêmement près, s'en étoit éloigné dans la même proportion.

Le deuxiéme changement a été obſervé par M. Hoſty dans ma ſeconde abſence, le 26 Septembre. Voici comme il s'explique lui-même dans le Mémoire qu'il m'a remis, & qui eſt inſéré en entier dans le Journal que j'ai communiqué à la Faculté.

» Le 26 Septembre, ayant
» examiné la configuration
» des os, j'ai trouvé que leur
» axe étoit racourci par leurs
» différentes courbures.

» Le *tibia* gauche ſe cour-

» boit du dedans en dehors, » & l'avant-bras comprimoit » tellement l'*humerus*, qu'il » étoit difficile de tâter le » pouls à la Malade.

» L'*humerus* gauche avoit » un petit mouvement d'é- » lévation & d'abaiſſement, » quoiqu'il fût comme frac- » turé.

» Les doigts de la main gau- » che portoient ſur l'aine, & » faiſoient reſſentir à la Mala- » de de la douleur dans cette » partie.

» Les angles de la machoire » inférieure s'affaiſſoient ſen- » ſiblement; le col maigriſſoit » de jour en jour; la poitrine » & tout le corps ſembloient

» perdre toute leur dimenſion.

« Je m'aſſurai auſſi de ce que » m'avoit dit la Garde de la » Malade, ſur l'état de l'*os ſa-* » *crum* que j'ai touché & trou- » vé concave dans ſon milieu.

Une obſervation ſingulié-re, qui mérite de fixer l'attention, roule ſur l'effet particulier des ſueurs de la Malade ; peu de tems après qu'elle eut rendu pour la derniére fois dans ſes urines de ce ſédiment gypſeux, dont j'ai fait mention dans le premier article de mon rapport ; on s'étoit apperçu le 24 Août que les ſerviettes ſur leſquelles elle avoit craché, étoient revenues du blanchiſſage tachées abſolument comme par de l'onguent mercuriel.

M. Hoſty, ayant remarqué la même choſe le 27 Septembre, ſur tous les linges qui avoient touché la Malade, a fait frotter une de ſes ſerviettes avec du ſavon, & après l'avoir laiſſé ſécher, il l'a fait ſavonner chez la Malade; la tache a diſparu, mais il eſt reſté une marque.

Les tayes d'oreiller, les autres linges, ſur leſquels quelques parties de la Malade ont appuié, portent les mêmes marques, ſeulement moins conſidérables.

La Garde de la Malade, & ceux qui lui tenoient ordinairemeut compagnie, ont aſſuré à M. Hoſty, que ces linges gâtoient la leſſive.

On n'a plus apperçu de ces taches, depuis que les ſueurs abondantes de la Malade ont ceſſé de paroître.

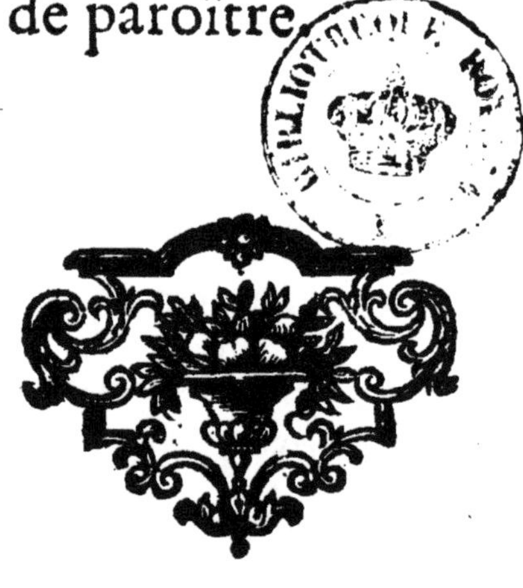

RAPPORT

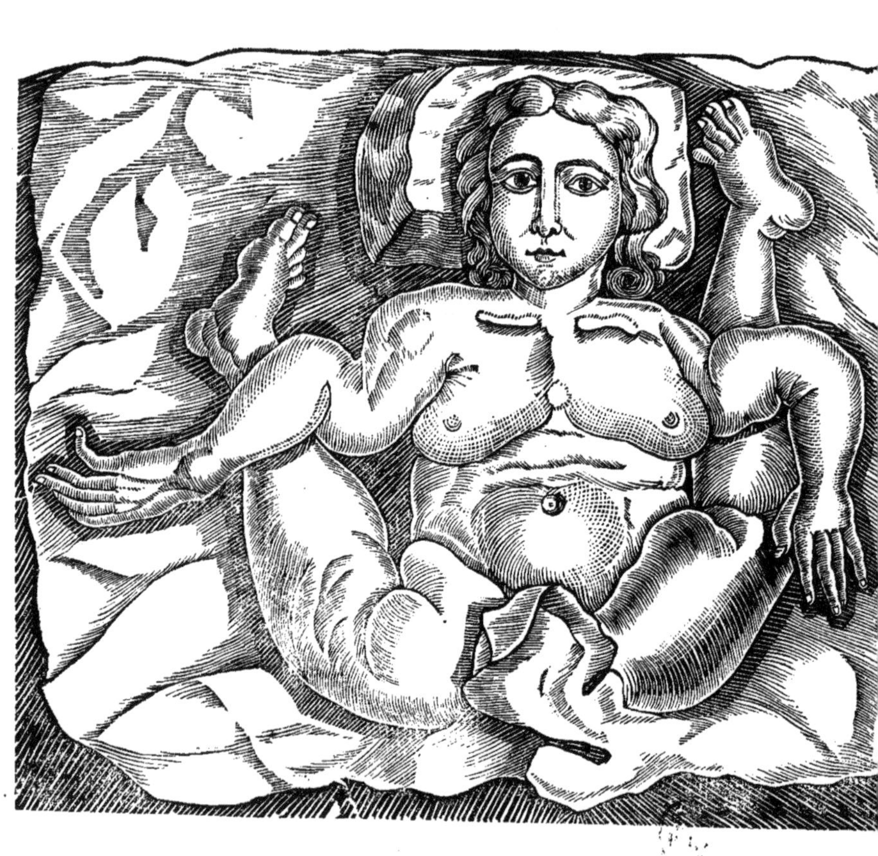

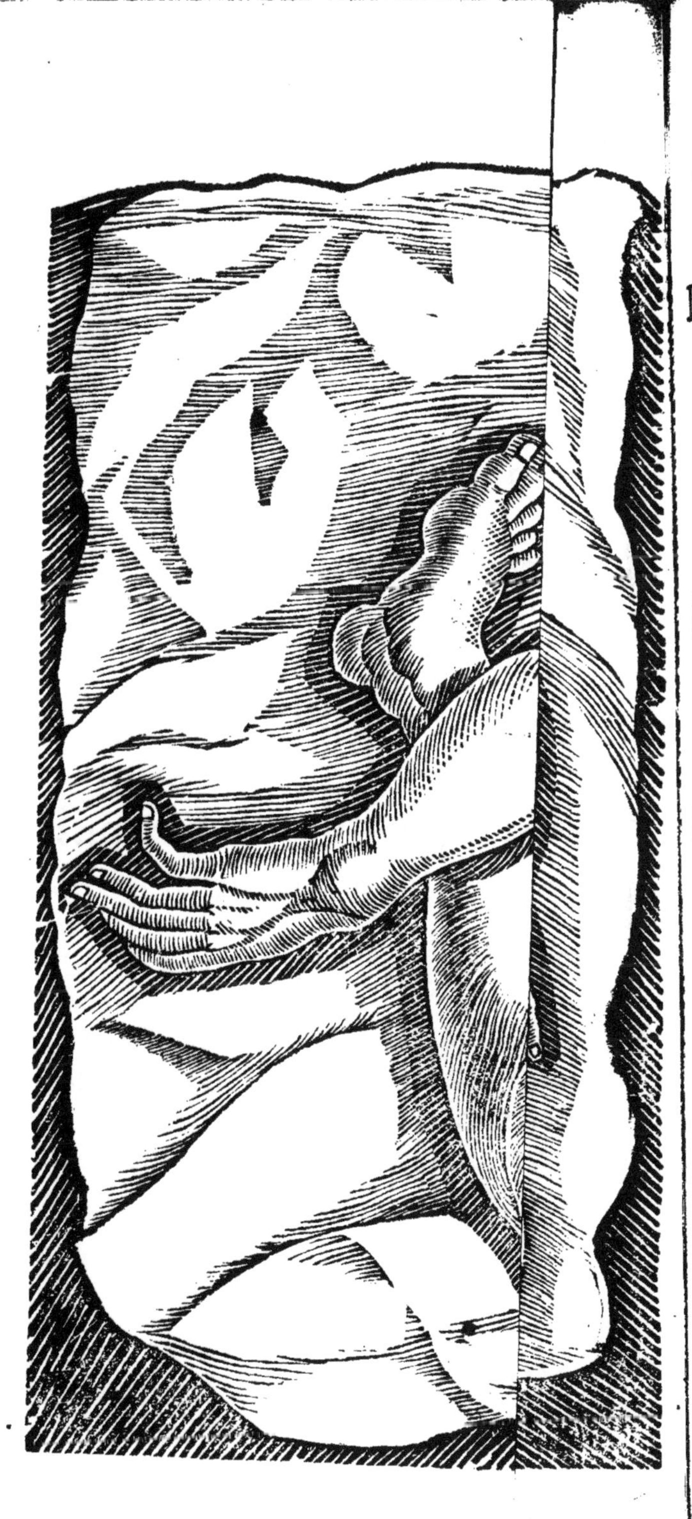

RAPPORT
DE L'OUVERTURE
ET
DE L'EXAMEN
DU CADAVRE
DE LA
NOMMÉE SUPIOT:

Suivi de quelques Réflexions ſur ſa Maladie:

COMMUNIQUÉ

A la Faculté de Médecine de Paris, dans l'Aſſemblée du *Prima menſis* de Décembre, par M. MORAND, Ecuyer, Docteur Régent de la Faculté, &c.

RAPPORT DE L'OUVERTURE ET DE L'EXAMEN DU CADAVRE DE LA NOMME'E SUPIOT.

PAR la fin du Journal * de la maladie de la nommée Supiot, on voit que pendant les premiers

* Ce Journal depuis le premier Novembre jusqu'à la mort de la Malade, est resté avec celui de Septembre & Octobre, dans la Bibliothéque de la Faculté de Médecine, qui est publique tous les Jeudis.

jours de ce mois, elle a paru avoir échapée à l'extrême danger, dans lequel elle étoit lorſque j'ai donné au *Prima menſis* de Novembre le Journal de Septembre & Octore; mais les douleurs qui ſont tout d'un coup devenues générales & preſque continuelles, ont emporté la Malade le 9 Novembre.

M. Hoſty s'étant aſſuré du conſentement du Mari & des Parens de la défunte, qui nous accordoient dix heures de tems pour l'examen du cadavre, écrivit lui-même à Mrs Dupouy & Leguernery Mes Chirurgiens, auxquels il paroissoit naturel de donner la préférence, pour faire l'ouverture devant nous, & nous y invitâmes pour le lendemain 11 du mois à six heures du soir, M. le Doyen, M. Ferrein (*a*), M. Herissant (*b*), M. Petit (*c*) & mon Pere. (*d*)

Les arrangemens que nous

(*a*) Professeur au Collége Royal, Membre de l'Académie Royale des Sciences, Professeur d'Anatomie & de Chirurgie au Jardin du Roi.

(*b*) Membre de l'Académie Royale des Sciences de Paris, & de la Société Royale de Londres, Ancien Professeur en Chirurgie aux Ecoles de Médecine.

(*c*) Professeur de Chirurgie, d'Anatomie & de l'Art des Accouchemens aux Ecoles de Médecine.

(*d*) M. Morand, Ecuyer, Chirurgien Major de l'Hôtel Royal des Invalides, Inspecteur des Hôpitaux Militaires, Membre de l'Académie Royale des Sciences de Paris, &c.

avons pris en y appellant des témoins auſſi capables, & auſſi éclairés, tels que nous étions obligés de les choiſir, pour le Public & pour la Faculté, ſe ſont trouvés conformes aux intentions de la défunte, que nous avons ſçu depuis, & qui dans les derniers tems de ſa vie, ayant *conſidéré que la maladie dont elle étoit attaquée avoit des effets ſi prodigieux, qu'il pouvoit être utile au Public que la cauſe en fût examinée, & s'il étoit poſſible, connue*, avoit fait des diſpoſitions (*a*) pour que ſon *corps mort fût ouvert & diſ-*

(*a*) Par ſon Teſtament du 22 Août.

ſequé ainſi qu'il ſeroit néceſſaire pour l'utilité publique; elle avoit même nommé pour cette fonction M. Dupouy, ſon Chirurgien ordinaire.

Le Samedi 10 Novembre, à ſix heures du ſoir, Monſieur Dupouy, & à la place de M. Leguernery, M. Sue le cadet ont procédé à l'ouverture du Cadavre, en préſence de M. Ferrein, M. Petit, & M. Heriſſant, de Mrs Benomont, la Faye, Verret, Mes Chirurgiens qui s'y ſont trouvés.

On a commencé l'examen par la jambe gauche, ſur laquelle on a fait une inciſion depuis l'*épine* du *tibia* juſqu'à ſa *baſe*.

Les tégumens ſéparés, ont laiſſé appercevoir la *créte* du *tibia* & le corps même de cet os a été entamé avec l'inſtrument, la ſubſtance *compacte* n'ayant offert aucune réſiſtance; elle étoit abſolument changée, plus ou moins ramollie dans toute ſon étendue, preſque détruite dans quelques endroits, ou ayant beaucoup perdu de ſon épaiſſeur dans d'autres.

La ſubſtance *ſpongieuſe* des deux extrémités de cet os, étoit fort ſouple, & prêtoit aiſément à la moindre preſſion.

La

La ſubſtance *reticulaire* qui traverſe le milieu des os longs, pour ſoutenir la möëlle, étoit preſque oblittérée.

La cavité intérieure s'eſt trouvé remplie d'une ſubſtance fort rouge, ſemblable à du ſang caillé, qu'on auroit mêlé avec de la graiſſe.

Les changemens arrivés au *peroné* étoient bien plus marqués; on avoit peine à reconnoître ſon extrémité ſupérieure, & on ſentoit uniquement au tact un reſte de ſon extrémité inférieure, près la malléole; pour ſa partie moyenne, elle étoit entiérement anéantie & confondue avec les chairs voisines.

L'incision prolongée sur le genouil a mis à découvert la *rotule*, qui étoit entiére, mais d'un tissu fort mol, & qui paroissoit sous les doigts comme une éponge, ainsi que les condyles internes & externes du *femur*.

Les *cartilages* qui sont dans l'articulation du genouil aux extrémités du *femur*, du *tibia*, & du *peroné* n'étoient altérés en aucune maniére; ils avoient conservé leur blancheur, leur poli, & leur élasticité.

Il en étoit de même des *cartilages*, de toutes les autres parties du corps, comme de ceux qui garnissent les facettes articulaires des os du *carpe*, du *metacarpe*, du *tarse* & du *metatarse*.

Les os de l'avant-bras, & du bras droit, ont eté entiérement découverts, & on les a séparés dans l'articulation avec le poignet d'une part, & avec l'omoplate de l'autre.

La tête de l'*humerus* étoit petite, & ne paroissoit pas si arrondie que dans l'état naturel : le corps de cet os, celui du *cubitus* & du *radius* étoient fort diminués de leur volume, qui n'étoit pas le même dans leur longueur ; leur mollesse étoit aussi différente ;

dans quelques endroits ils étoient ſouples & plians, dans d'autres ils étoient caſſans quoique flexibles.

On pouvoit en tirant ces os par les extrémités, leur rendre leur direction naturelle, mais ils ſe replioient bientôt dans les endroits où ils étoient courbés auparavant.

Les *phalanges* n'avoient pas la même molleſſe, qui ſe remarquoit dans les autres os longs; à la vûe, elles ne paroiſſoient pas altérées, mais avec le ſcalpel on les coupoit fort aiſément, & elles étoient ſouples & élaſtiques comme de la baleine.

Les changemens communs aux os longs, étoient surtout marqués dans les *femur*, qui dans presque toute leur longueur ressembloient plutôt à des cordes charnues qu'à des os; la moëlle sanguinolente qui se trouvoit amassée en plus ou moins grande quantité dans l'étendue de leur cavité, rendoit leur grosseur inégale dans quelques endroits.

La capacité du petit *bassin* étoit extrêmement étroite, les deux os *ilium* avoient fort peu d'étendue, ils étoient très-épais, & leur face interne étoit raboteuse & inégale : d'ailleurs leur tiſſu étoit ramolli comme celui des os *pubis* & *iſchium.*

L'épine du dos avoit ſa configuration naturelle, mais les *vertebres* étoient ſouples & molles au toucher. *(a)*

Le *ſternum* avoit comme tous les os celluleux & ſpongieux conſervé une ſolidité apparente , mais il ſe coupoit fort aiſément.

Les *côtes*, quoique molles, étoient caſſantes dans toute leur longueur; quelques-unes des vraies étoient repliées

(*a*) On a rien trouvé d'[illegible]aordinaire dans le bas-ventre & dans la poitrine, les viſceres étoient très-ſains & bien conſtitués.

ſur elles-mêmes dans l'extrémité qui s'unit avec les cartilages du *ſternum.*

Les *clavicules* qui ſont formées d'une ſubſtance *compacte*, & d'une eſpéce de *diploë*, étoient preſque cartilagineuſes.

Les *omoplates* étoient beaucoup plus épaiſſes qu'elles ne le ſont ordinairement; elles avoient en même tems perdu de leur étendue, & s'étoient racornies; leurs éminences, connues ſous le nom d'*épines* s'étoient fort approchées de la côte ſupérieure, & formoient un conduit.

La *côte inférieure* des *omo-*

plates étoit échancrée en deux endroits, & contournée en S Romaine.

Les apophyſes *acromion* & *coracoide* ſe joignoient preſque.

Les os du *crane* étoient tellement ramollis, qu'on les coupoit fort aiſément avec le ſcalpel; leur épaiſſeur étoit augmentée du double au moins; les deux tables étoient confondues, on n'y reconnoiſſoit aucune trace du *diploë*; & en les comprimant un peu, on en faiſoit ſortir un ſuc très-aqueux, dont ils étoient abbreuvés.

Les ſutures étoient preſque détruites.

Les os mêmes de la baſe du crane, ainſi que l'apophyſe pierreuſe des temporaux, tous les os de la face, les maxillaires ſupérieures & la machoire inférieure, participoient de cette molleſſe.

Les dents ſeules avoient conſervé leur ſolidité, quoique la Malade ait prétendu qu'elles étoient ramollies, ce qui venoit de la flexibilité des os maxillaires.

La *duremere* étoit confondue avec le crane; le *cerveau* étoit d'une conſiſtence ordinaire, ſon hémiſphére droit étoit d'un tiers plus gros que le gauche, de maniére que la *faux* ne partageoit pas le cerveau en deux parties égales ; & elle étoit ainsi que la tente du cervelet, plus épaisse que dans l'état naturel.

Il y avoit environ une cuillerée de sang épanchée dans les deux *ventricules*.

Le *plexus choride* étoit engorgé & variqueux.

REFLEXIONS

Sur la nature & la cause de cette Maladie.

QUELQUE ſinguliére que ſoit la maladie qui vient d'être circonſtanciée, il n'y a cependant perſonne qui ne ſçache qu'elle n'eſt pas ſans exemple, & qui, en rapprochant ceux dont nous avons les hiſtoires les plus détaillées & que j'ai cité dans le deuxiéme article de mon premier Rapport, (*a*) ne reconnoiſſe que celle dont il

(*a*) pag. 32, 33, 34, 35.

eſt aujourd'hui queſtion, eſt tout-à-fait ſemblable.

Sans rappeller ici la conformité qu'il y a entre les premiers ſymptômes dont furent attaqués Pierre Siga, Bernarde d'Armaignac, & ceux qui ſe ſont montrés il y a cinq ans dans la nommée Supiot, (*a*) je remarquerai ſeulement en paſſant, que la reſſemblance s'étend juſques ſur les altérations ſurvenues dans la charpente oſſeuſe, comme il a été conſtaté par l'ouverture du cadavre.

Ceux qui ſeront curieux de s'en aſſurer, auront plus de

(*a*) Pag. 35.

ſatisſaction à comparer eux-mêmes ces cas ſinguliers, en les liſant dans les différens Auteurs, pag. 32, 33.

Je ne ſçai s'il eſt aiſé d'établir bien poſitivement le caractére de cette maladie; les autres, dont j'ai fait mention, ont été regardées comme différentes quant à leur cauſe, quoique ſemblables par les effets, le cas de Bernarde d'Armaignac a été prononcé ſcorbutique, parce qu'on ne ſçavoit à quelle cauſe l'attribuer.

Celui de Pierre Siga a été ſoupçonné vérolique, parce que cet homme avoit eu une gonorrhee avant d'être attaqué d'un ramolliſſement d'os; ſans cela, peut-être qu'on l'eût aſſuré ſcorbutique.

Dans le cas préſent, les ſentimens ſont partagés; quelques-uns de ceux qui ont vû la nommée Supiot, ont attribué ſon état à un vice vérolique, & ils prétendent qu'elle a pris du mercure; d'autres ont regardé ſa maladie comme un rachitis-ſcorbutique.

Ce qu'il y a de certain, c'eſt qu'elle n'a jamais déclaré aucune incommodité qui doive faire ſoupçonner un virus vénérien; cela n'empêche pas à la vérité, qu'elle ne puiſſe avoir pris quelque préparation mercurielle: il y a des Auteurs qui prétendent qu'on peut guérir le ſcorbut avec du mercure doux ſublimé, de maniére qu'il excite la ſueur; d'ailleurs, le mercure eſt le grand ſecret de tous les empyriques; & il ſeroit étonnant qu'aucun de ceux auxquels la Malade a eu recours, n'eût point eſſayé ſur elle la vertu de quelque ſpécifique prétendu, composé avec du mercure, mais la Malade l'ignoroit; & on ſçait que la confiance aveugle qu'on accorde ſi injuſtement àces ſortes de gens, va juſqu'à prendre de leurs mains toutes ſortes de remédes, ſans leur en demander compte, & ſans faire toutes les difficultés que l'on fait tous les jours à de vrais Médecins, qui par eſprit de probité, ne promettent jamais de guérir, quoiqu'ils agiſſent par des principes ſages & éclairés.

La deſcription des parties oſſeuſes, qui a précédé, montre qu'elles n'avoient rien du rachitis, qui eſt proprement une atrophie avec difformité de l'épine, gonflement dans les articulations des os, & augmentation du volume de la tête, toutes choſes qui ne ſe ſont pas trouvées ici.

Si donc il n'y avoit ni rachitis

chitis ni virus vénérien, reſte le vice ſcorbutique, que l'on pourroit avec quelque raiſon regarder comme la cauſe de l'état miſerable dont on a vû toute l'hiſtoire; j'ai fait à la Malade dans l'eſpace de tems que je l'ai ſuivie, beaucoup de queſtions ſur les incommodités qu'elle pouvoit avoir eues avant de devenir comme elle étoit, afin d'être en état de juger de la nature de ſa maladie.

M. Miſſa, l'un de nos Bacheliers, que l'on ſçait être animé de cette émulation ſi ordinaire dans nos Licences, étant venu voir avec moi la

Malade, s'eſt attaché particuliérement à l'interroger ſur ce même article ; & ce qu'il a appris ne s'eſt pas trouvé différent de ce que j'ai ſçu de la Malade, ou de ſes proches parens, comme de ſa mere, de ſa ſœur, de ſon mari, qui depuis m'ont confirmé le détail ſuivant.

La nommée Supiot avoit très-ſouvent des maux de tête, & des inſomnies : ou ſi elle dormoit, ſon ſommeil étoit agité ; elle ſe mouchoit très-rarement.

Elle étoit très-ſujette à des brouillards ſur les yeux, à des éblouiſſemens ſubits, mais ſur-tout à une ophtalmie humide dont l'œil gauche étoit le plus ſouvent malade ; à des bourdonnemens dans l'oreille du même côté, ſuivis quelquefois de ſurdités paſſagéres.

Dès ſon enfance, elle avoit fréquemment, ſur-tout aux approches du Printems & de l'Autonne, des fluxions opiniâtres, principalement ſur la joue gauche, des maux de dents, des gonflemens de gencives, qui abſcédoient même à la racine des dents, ſurtout inciſives & canines ; les côtés des machoires étoient preſque dépourvûs de dents.

La Malade a rapporté à M. Miſſa, que la couronne des dents non cariées tomboit lorſque la fluxion ſe diſſipoit, tandis que de l'autre côté, les dents cariées reſtoient en place.

Souvent la Malade ne pouvoit remuer librement la machoire, & avoit un gonflement, qui, quoique léger, lui étoit importun; il paroiſſoit auſſi très-fréquemment des boutons & des petites aphtes ſur la langue, & dans la bouche.

L'haleine de la Malade étoit naturellement courte, & la reſpiration laborieuſe;

elle a eu plusieurs fois dans sa vie des accès d'asthme convulsifs, des palpitations de cœur, avec des étouffemens, surtout avant l'âge de seize à dix-sept ans, qu'elle a commencé à avoir ses régles; elle étoit aussi sujette à des évanouissemens qui étoient d'une longue durée, très-communément, elle étoit incommodée d'une petite toux séche, de rhumes, d'enrouemens, & d'extinctions de voix subites, & momentanées.

Son appetit a de tout tems été bizarre & dépravé, mangeant quelquefois beaucoup, quelquefois peu, ne pouvant pas ſupporter un bouillon ; elle étoit ſujette aux maux & péſanteurs d'eſtomac , à des rapports aigres & nidoreux, à des vomiſſemens.

Des douleurs de reins & d'entrailles lui étoient fort ordinaires, ainſi que des coliques, qui étoient très-violentes ; elle ſentoit preſque toujours de la tenſion dans le bas ventre avec des borborigmes, qui ſe terminoient par rendre des vents, tantôt elle étoit fort conſtipée, tantôt fort relâchée.

Ses urines étoient communément légéres, d'une odeur déſagréable, & dépoſoient une quantité de ſédiment gras, épais, blanchâtre ou cendré.

Elle reſſentoit preſque continuellement des douleurs vagues dans l'épine du dos, dans les mammelles, entre les deux épaules; des crampes, des peſanteurs, des laſſitudes ſpontanées dans les membres, des inquiétudes univerſelles, des démangeaiſons, qui la forçoient de ſe gratter, au point de s'écorcher, & d'occaſionner un ulcére qu'elle a eu long-tems ſur la jambe gauche.

Les cuiſſes, les jambes étoient preſque toujours enflées, roides, péſantes, ſur-tout la jambe & le pied gauche ; quelquefois elle avoit de la peine à mouvoir ces extrémités, ou à se soutenir ferme sur ses pieds.

Outre toutes ces incommodités habituelles & journaliéres dont la plupart redoubloient le soir ou la nuit, la Malade étant âgée de 25 ans environ, a eu la galle, après avoir couché avec une fille qui avoit cette maladie; & c'est après qu'elle en a été guérie qu'il lui étoit venu sur une jambe, l'ulcére dont j'ai parlé, qu'elle attribuoit à cette humeur qui étoit rentrée.

La Malade avoit une perte blanche avant & après ſes régles.

Toutes ces différentes maladies qui n'en caractériſent aucune eſpéce particuliére, réunies dans un même ſujet, indiquent une cacochymie ſcorbutique qui peut enſuite avoir été déterminée par le mélange du lait reſté dans le ſang après les différentes couches; je laiſſe cependant cette déciſion aux Médecins, qui à l'aide d'une pratique conſommée, ſont en état de porter un jugement précis ſur ce point.

Pour moi, je m'arêterai

ſeulement à ce qu'il y a de plus frappant dans le cas de la nommée Supiot, qui eſt cette perte de conſiſtance dans des parties auſſi dures que les os; quant aux ſpaſmes, & aux contractions qui l'ont accompagnée, ce ſont des effets aſſez ordinaires du ſcorbut, lorſque le levain acre & ſtimulant agit ſur les fibres nerveuſes.

Dans l'explication de ce ramolliſſement des os, je ne penſe pas qu'on doive beaucoup s'écarter du ſentiment de M. Courtial (*a*), la cauſe

(*a*) Nouv. Obſ. Anat. ſur les os, pag: 83.

doit essentiellement résider dans le suc nourricier des os, c'est lui qui donne aux fibres dont ils sont composés, la solidité qui leur est nécessaire pour être propres à servir d'appui aux parties molles, à soutenir tous les organes, & maintenir l'animal dans toutes les situations convenables à leurs fonctions ; c'est donc ce même suc qui a perdu sa qualité ordinaire, & qui au lieu de durcir les os, les a ramolli. Comme ce suc, ainsi que tous les autres fluides qui pénétrent dans toute l'habitude du corps émanent du sang, il est nécessaire de rapporter le vice qu'on y découvre, à la maſſe du ſang, dont il eſt un extrait, & qui en a été elle-même affectée primordialement.

Quelque ſoit la cauſe de cette altération, il eſt facile d'expliquer ce ramolliſſement par une diſſolution du ſang, ou une décompoſition de principes, comme on en conviendra en ſe rappellant qu'elles ſont les parties élémentaires de ce fluide.

Le ſang charie avec lui une matiére terreuſe, des ſels & des ſoufres : ces derniers ſont eux-mêmes ſalins & acides : de plus il eſt compoſé d'une partie ſereuſe ou aqueuſe, & d'une matiére huileuſe ou gelatineuſe.

C'eſt la combinaiſon de tous ces principes qui conſtitue un ſang propre à entretenir la vie & la ſanté; pour peu que ces parties ſoient déſunies, que leur mêlange ſoit détruit ou dérangé, ou qu'elles pêchent dans leur quantité, elles perdent dès lors leur qualité, & au lieu d'être ſalutaires, elles deviennent contraires à l'œconomie animale.

La partie ſéreuſe qui ſert de véhicule aux parties élémentaires mêlées avec elles, venant à dominer, le gluten ou l'huile épars dans cette sérosité, se fond petit à petit, la matiére plâtreuse ou terreuse que les artéres déposent entre les couches osseuses, ne peut s'y appliquer, le sang devenant trop aqueux, perd sa consistance, & séjournant dans les cellules osseuses, ramollit les fibres.

Les sels du sang, qui visent naturellement à devenir plus développés, n'étant plus embarrassés dans cette partie huileuse qui émoussoit leur pointe, picotent le perioste, occasionnent des douleurs, & la sérosité du sang acquiert une acrimonie qui irrite les muſcles, les fait entrer en contraction, & les fibres oſſeuſes ſe trouvant abbreuvées, prêtent & ſe courbent dans la direction que leur donne le racourciſſement des muſcles.

La ſubſtance graſſe des ſoufres, dégagée des ſels qui tempéroient leur action, occaſionnera dans la tiſſure du ſang, une chaleur ou une eſpéce de fermentation qui augmentera ſa fonte.

Tous ces effets d'une diſſolution du ſang, ſe remarquoient dans la maladie dont il s'agit.

La ſimple inſpection des os

ſpongieux, & ſur-tout du crane qui étoient ſouples au toucher, & dont on exprimoit une quantité d'eau fort limpide, ne laiſſe pas de doute ſur la colliquation des ſucs dont ils étoient abbreuvés.

Les fluxions auxquelles la nommée Supiot a été ſujette dès ſa plus tendre enfance, & qui ſe ſont déclarées en differens tems ſur pluſieurs parties, annoncent une ſurabondance de ſéroſités ſalſugineuſes.

L'appetit que la Malade a toujours conſervé, prouve l'acidité des levains de l'eſtomac, d'où en paſſant dans le ſang, ils ont pu pénétrer les os, & ramollir leur ſubſtance, de même que le vinaigre la diſſout.

La nature de la moëlle trouvée dans l'intérieure des os du cadavre, & qui reſſembloit plutôt à de la graiſſe figée, démontre, ce me ſemble, la préſence de ſels acides ou autres, qui ont agi ſur les ſucs médullaires, comme l'eſprit de nitre ſur l'huile d'olive, qui devient graiſſe, lorſqu'on verſe deſſus cet acide.

L'odeur forte des urines de la Malade, ſa puanteur avant d'être en état de putréfaction, indiquent dans la maſſe du ſang une grande quantité de ſoufres fort exaltés par les ſels.

La matiére gypſeuſe, qui a paru long-tems dans les urines, n'étoit ſans doute autre choſe que la ſubſtance terreuſe apportée avec le ſang par les artéres, pour donner la dureté convenable aux os, mais qui étant privée de cette viſcoſité néceſſaire pour pouvoir s'attacher dans les cellules oſſeuſes, repaſſoit même avec celle qui y étoit déja, & qui ſe fondoit, dans les vaiſſeaux ſécrétoires & excrétoires, qui après les crises & les spasmes des parties nerveuses & vasculeuses, se relâchent toujours & se prêtent au partage des parties excrémenteuses grossiéres.

Cette partie terreuse alkaline ayant ensuite repassée par les émunctoires de la peau, avec la sueur, ou même la graisse du corps fondu par la chaleur interne, occasionnoit les taches que nous avons observées, M. Hosty & moi, sur les serviettes & les linges de la Malade, & qui ressembloient à de la graisse mêlée avec de la craye.

En admettant cette théorie, au moins comme probable, il ne paroît pas qu'on doive désespérer de guérir le ramollissement des os; cette maladie n'est pas absolument au-dessus des secours de l'Art, puisse que la Médecine posséde des remédes efficaces, pour donner aux fluides une consistence uniforme, rendre la liaison aux parties du sang, procurer un mêlange exact de ses principes, les raprocher quand ils sont trop dégagés, & que d'ailleurs, on a plus d'un exemple de la guérison d'une pareille maladie, pag. 44.

Toute la difficulté eſt de la reconnoître dans les commencemens, lorſqu'il eſt encore tems d'y appliquer les remédes qui peuvent lui être propres, & non pas, comme dans la nommée Supiot, lorſque la maladie a fait des progrès qui rendent inutiles tous les ſecours de l'Art.

Le ſuccès des bains préparés avec l'alun, le ſoufre & le vitriol, ne donne-t-il pas un préjugé pour employer avec confiance des médicamens internes qui ſeroient analogues à ces ſubſtances ſalines?

Ne pourroit-on pas auſſi, ſur-tout dans certains cas,

dépendans d'un vice ſcorbutique qui commence à ſe développer, recourir à la vermiculaire brulante (*a*) dont la vertu a été conſtatée par l'expérience, dans des retiremens conſidérables de nerfs & de tendons (*b*)?

Enfin, ſeroit-il poſſible d'é-

(*a*) *Semper vivum min. Vermiculatum acre*, *C. R. P*, 283. *Sedum parvum acre Fl. luteo. J. B.* 3. 694. *Inſt. R. h.* 263. *Raii. hiſt.* 1041.

Vermicularis ſive illecebra minor, acris. ger.

En François, *le pain d'oiſeau.*

(*b*) On trouve dans les Ephémerid. d'Allemagn. decur. 1. an. VI. VII. pag. 33. Une Obſerv. du Docteur Bernard Below, qui aſſure avoir guéri par la ſeule décoction de cette plante plus de cinquante Malades, attaqués de retiremens de nerfs & de tendons ſi con-

tablir bien préciſément des ſignes, auxquels on puiſſe s'appercevoir que les os commencent à ſe ramollir?

Qu'il me ſoit permis, en finiſſant, de propoſer ces idées : je ſouhaite que quelqu'un les trouve dignes d'être approfondies, & qu'elles

ſidérables, que le talon touchoit au jaret, ſans pouvoir s'étendre : il faiſoit pour cela bouillir huit poignées de cette plante lavée & mondée, avec 8 ℔ de bierre dans un vaiſſeau couvert, & le tout réduit à moitié, il donnoit de deux jours l'un, ou tous les matins à jeun, ſuivant la force des ſujets, trois ou quatre onces de cette décoction tiéde.

Il faut avoir attention que la maladie ne ſoit pas accompagnée d'une trop grande chaleur, car alors cette plante précipiteroit la fonte du ſang, & pourroit produire des effets funeſtes.

puiſſent faire naître quelque diſcuſſion utile au Public & à la Médecine, c'eſt l'unique but que j'ai en donnant cette Hiſtoire, & en remettant ſous les yeux une partie de ce qu'on trouve ſur cette matiére dans les Auteurs.

FIN.

APPROBATION.

APPROBATION.

VU & approuvé, à Paris ce 4 Décembre 1752.

Vû l'Approbation, permis d'imprimer, à la charge d'enregistrement à la Chambre Syndicale, le 4 Décembre 1752.

BERRYER.

Registré sur le Livre de la Communauté des Libraires & Imprimeurs de Paris, N°. 3553, conformément aux Réglemens, & notamment à l'Arrêt du Conseil du 10 *Juillet* 1745. *A Paris le* 5 *Décembre* 1752.

HERISSANT, *Adjoint.*

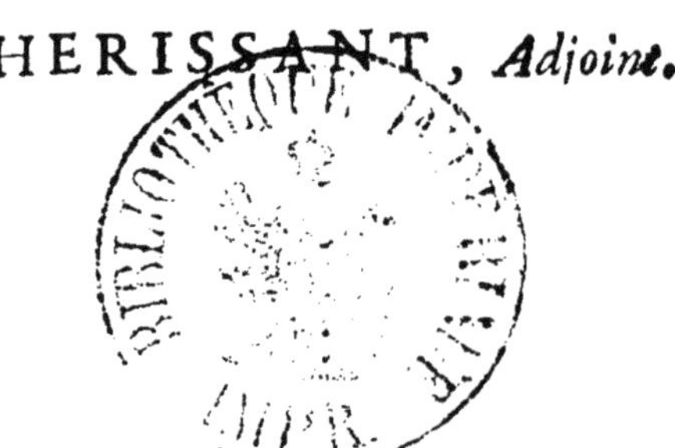

K

www.ingramcontent.com/pod-product-compliance
Ingram Content Group UK Ltd.
Pitfield, Milton Keynes, MK11 3LW, UK
UKHW020328180726
13839UKWH00002B/591